10 Pasos para tener dientes felices

Prevención Dental

Escrito e Ilustrado por
Tamara Arauz
A.K.A
Happimola

©2018 Tamara Arauz
Todos los derechos reservados

A mis padres y mi esposo, que siempre me motivan a seguir mis sueños.

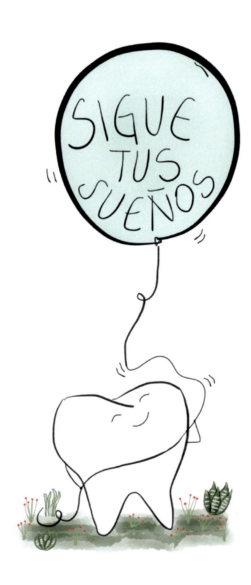

En esta guía te explico en 10 pasos como conseguir dientes saludables y felices.

¿Por qué felices?

Porque al estar alegres y felices, nos sentimos más motivados a jugar, saltar, correr, estudiar y con este libro quiero que comiences a tener ese mismo sentimiento de motivación y felicidad para cuidar tus dientes.
¡Si vos estás feliz, tus dientes también lo serán! Comienza a tener buenos hábitos y uno de ellos es cepillar tus dientes todos los días.
Espero te gusten los dibujos y al final te dejo unas sorpresas! Te animo a que dibujes y pintes todas las ilustraciones de la guía. ¡FELIZ LECTURA!

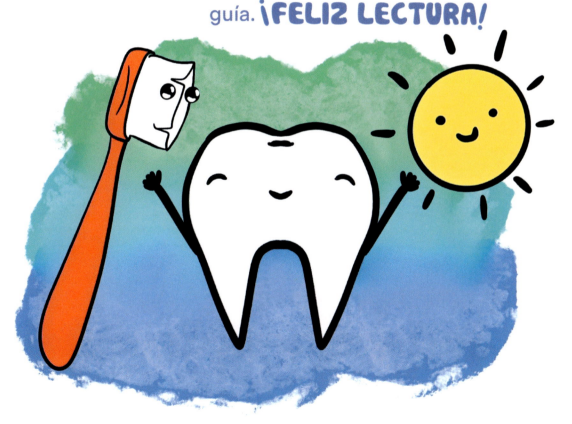

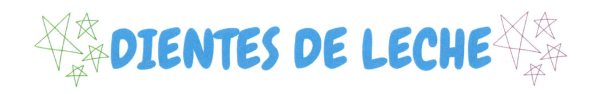

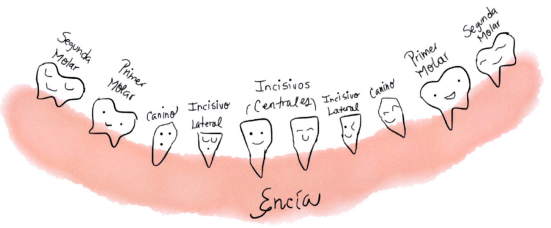

Toma Nota o Dibuja aquí

¡Primero conozcamos al Diente!

Partes del Diente

CORONA — La parte de tus dientes que podemos ver en la boca (arriba de la encía).

ENCÍA — Toda área rosada que rodea tus dientes.

RAÍCES — La parte de tus dientes que está dentro de la encía y el hueso (No la podemos ver).

Toma Nota o Dibuja aquí

¡Ahora que ya sabes que los dientes tienen una parte llamada corona y otra raíz, vamos a leer los pasos!

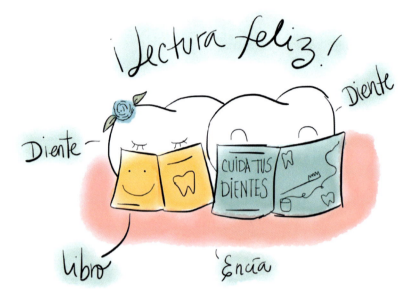

Toma nota o Dibuja aquí

PASO 1
Come en MODERACIÓN lo que te guste...

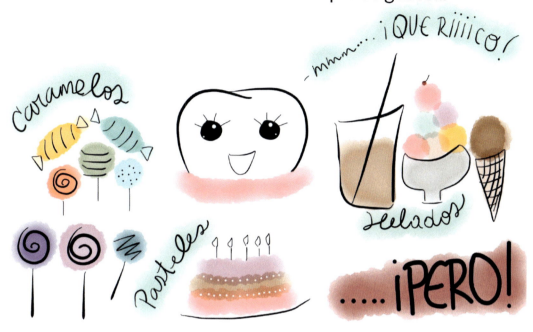

Toma nota o Dibuja aquí

SIEMPRE: Cepíllate los dientes después de cada comida.

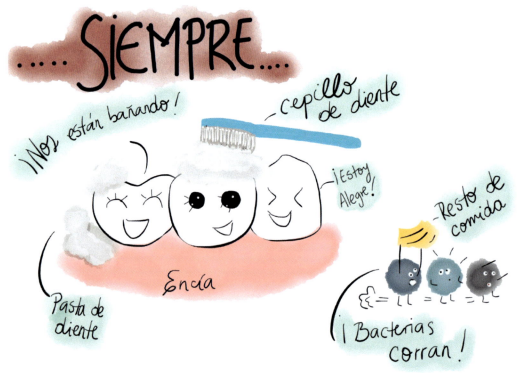

¿Siempre te lo han dicho verdad? Te lo explico en la siguiente imagen.

Toma nota o dibuja aquí

Las BACTERIAS, esos pequeñines que ves entre los dientes, se comienzan a acumular más y más si no nos lavamos los dientes después de comer. Ellas están normalmente en nuestra boca y les gusta el dulce también. Así que no dejes que salgan de control.

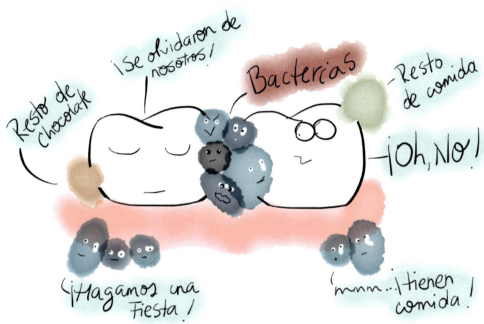

Toma nota o Dibuja aquí

Si salen de control, **al no lavarnos los dientes,** ellas comienzan a enfermar a nuestros dientes y encía. La encía se pone roja e inflamada. A nuestros dientes le salen caries. Caries son esos puntos negros que pueden llegar a ser cavidades si nos olvidamos de cepillar los dientes en esa área donde comenzó a formarse.

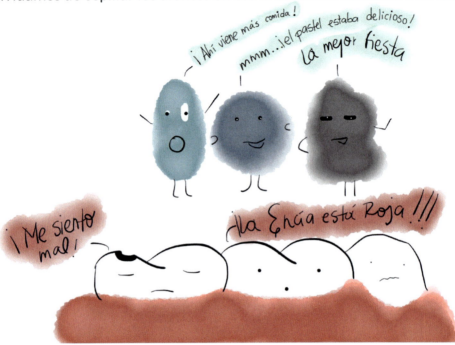

Toma nota o Dibuja aquí

¿Entendiste? ¡Espero que sí! Entonces ahora ya sabes cómo controlar a las bacterias:

¡Cepillando los dientes después de cada comida!
¡Así de fácil!

No permitas que la encía se vuelva roja ni que a tus dientes le salgan esos puntos negros que nos pueden llegar a molestar mucho.

**Mira tu boca en un espejo y cuéntale a mamá o papá que ves en tus dientes,
¿tienen puntos negros? ¿la encía es rosada o roja?
¿Qué más ves?**

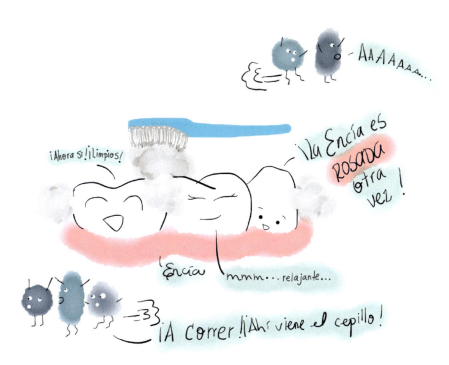

PASO 2
¡Recuerda! ¡Recuerda!

Cepillar todas las caras de los dientes y usar hilo dental.

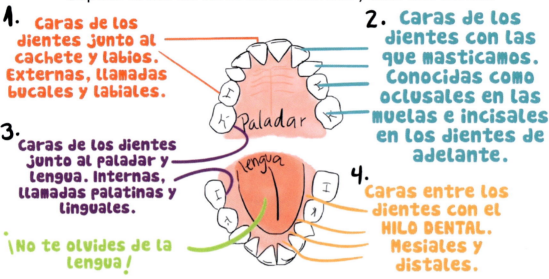

1. Caras de los dientes junto al cachete y labios. Externas, llamadas bucales y labiales.

2. Caras de los dientes con las que masticamos. Conocidas como oclusales en las muelas e incisales en los dientes de adelante.

3. Caras de los dientes junto al paladar y lengua. Internas, llamadas palatinas y linguales.

4. Caras entre los dientes con el HILO DENTAL. Mesiales y distales.

¡No te olvides de la lengua!

Puedes hacer movimientos circulares, como si estuvieras dibujando el sol. Y movimientos de arriba hacia abajo, como si estuvieras cepillando tu cabello. Fácil de recordar, ¿verdad?.

Toma nota o Dibuja aquí

PASO 3

Comienza a usar el hilo dental. Pídele a mamá o papá que te ayude o utiliza el palillo que trae el hilo dental como se mira en la imagen, se les conocen también como flossers.

Te recomiendo que los uses con cuidado sino es mejor pedir ayuda.

El hilo dental siempre será la mejor opción para limpiar **entre** tus dientes.

Y así mantener la salud de la encía y las caras entre los dientes sanas. Recuerda hacer un movimiento de abajo hacia arriba.

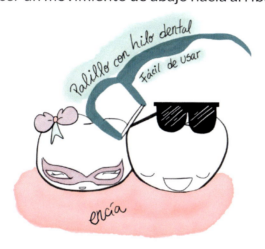

Toma Nota o Dibuja aquí

¡Recuerda! Solo el hilo dental puede entrar en el espacio entre tus dientes. Si tienes los dientes apiñados, es súper importante SIEMPRE USARLO ya que la comida y las bacterias se acumularán más y tendrás que tener mayor cuido en la higiene de tus dientes.

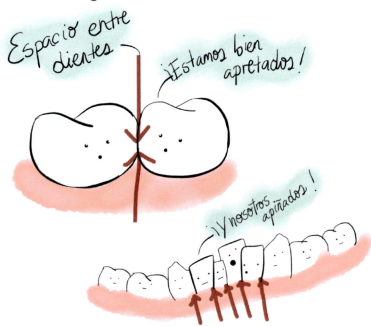

Toma nota o Dibuja aquí

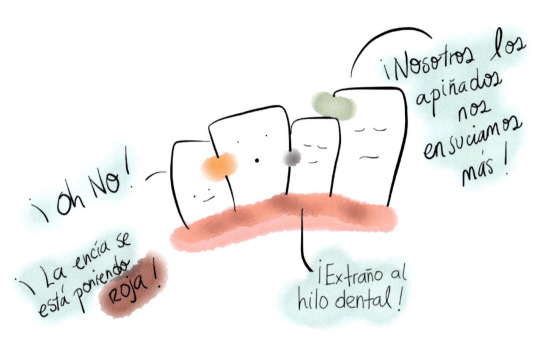

Toma nota o Dibuja aquí

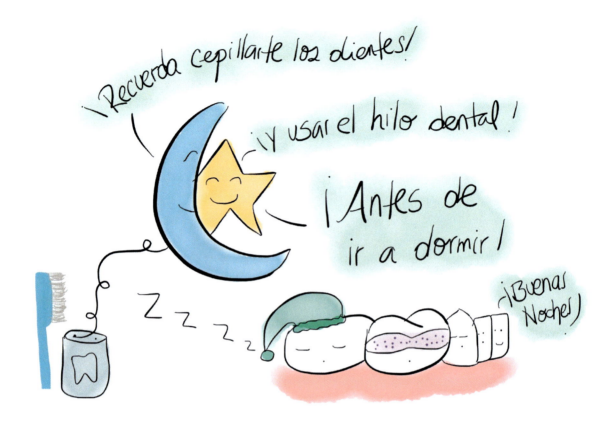

Toma nota o Dibuja aquí

PASO 4

No esperes tener una molestia para visitar al dentista. Tal vez sea demasiado tarde para que pueda salvar tu diente. Es mejor tener la costumbre de ir cada 3 o 6 meses para que revisen tus dientes.

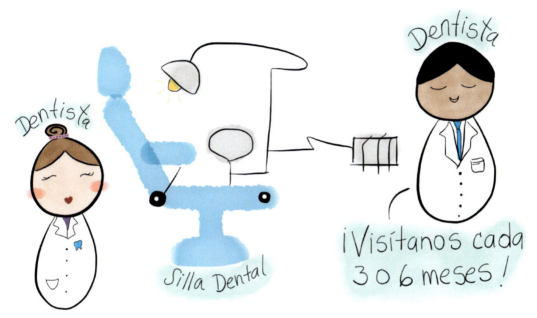

Toma nota o Dibuja aquí

Recordemos otra vez:

Las bacterias fuera de control causan caries (puntos negros o cavidades) en los dientes, mal aliento y la encía: roja, inflamada y sangra.

Los dentistas son los únicos que pueden realizar los tratamientos para sanar tu diente. Pero no esperes que sea demasiado tarde, comienza desde casa a tener una buena higiene dental.

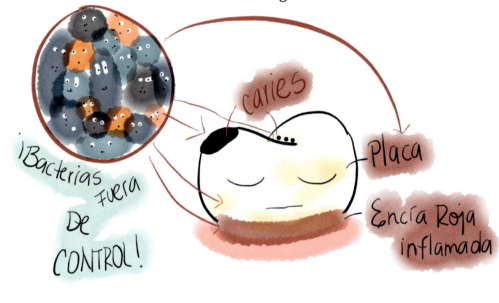

Toma nota o Dibuja aquí

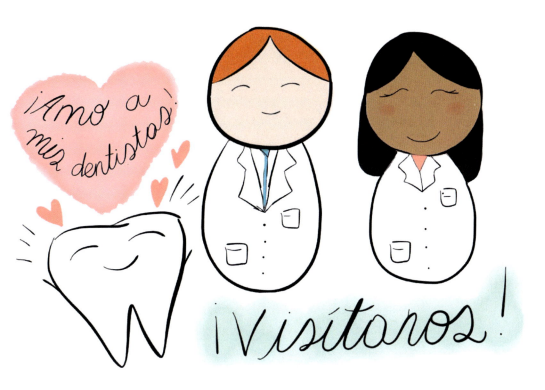

Toma nota o Dibuja aquí

PASO 5

Muy importante lavarse las manos antes de comer, de cepillar los dientes y después de ir al baño para evitar que más gérmenes entren por nuestra boca con las manos sucias.

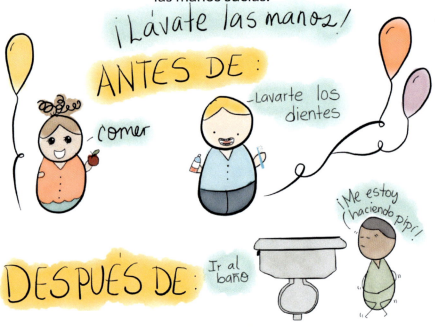

Toma nota o Dibuja aquí

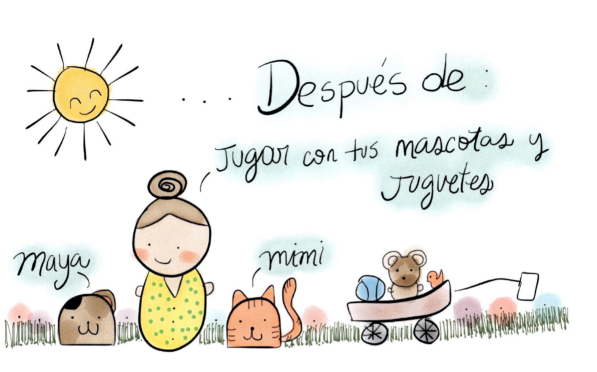

Toma nota o Dibuja aquí

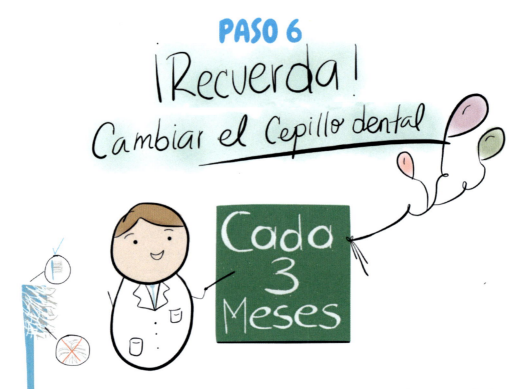

O cuando veas que las cerdas de tu cepillo dental estén **dañadas o abriéndose**.
Siempre coloca tu cepillo en un lugar seco.

Toma nota o Dibuja aquí

PASO 7

Si has estado enfermo de gripe o con infección en la garganta, cambia tu cepillo dental. ¿Por qué? Para evitar que el germen que ha causado la enfermedad o infección entre de nuevo en el cuerpo, ya que esos virus o gérmenes se quedan entre las cerdas de tu cepillo al igual que las bacterias.

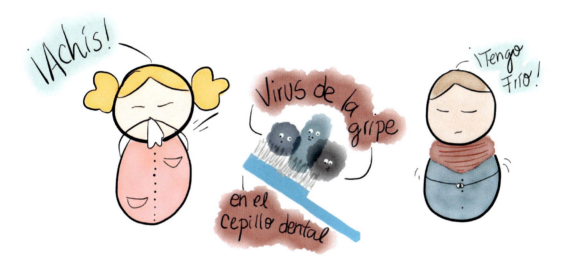

Toma nota o Dibuja aquí

PASO 8
¡Come Frutas y Vegetales!

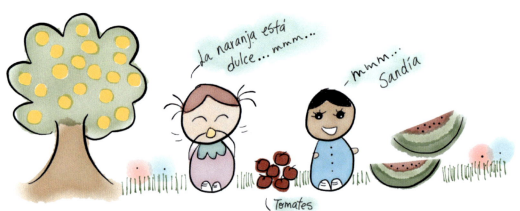

¡Come frutas y vegetales! Tienen muchas vitaminas que ayudan a nuestro cuerpo a crecer sano, fuerte y por lo tanto a combatir muchas enfermedades. Tus dientes también se benefician de lo que comes por eso es muy importante comer sano y que mejor que tus frutas y vegetales favoritos. ¡ Y no nos olvidemos de beber agua también!

Toma nota o Dibuja aquí

PASO 9

Ayuda a tus hermanos a cepillarse los dientes y a usar el hilo dental. Es importante que compartas esta información con todos tus amigos para que todos podamos tener una sonrisa linda y dientes sanos.

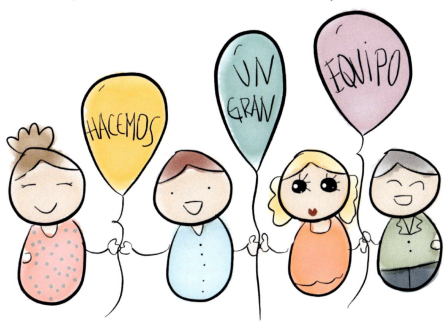

Toma nota o Dibuja aquí

PASO 10

¡Sonríe, sé feliz y nunca dejes de soñar! Nunca pierdas la motivación de cuidar tus dientes. Recuerda que los necesitamos para hablar, comer y reír. Agradezcamos por tenerlos y cuidemos nuestra sonrisa.

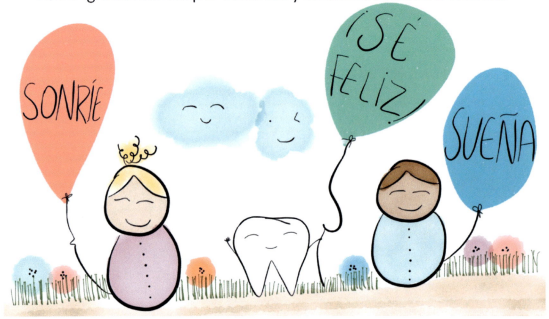

Toma nota o Dibuja aquí

¡Muchas
gracias
por comprar mi libro!

¿Quieres conocer más sobre
tus dientes? puedes leer mis otros libros:
¿Cómo me cepillo los dientes? ,
¿Cómo me cepillo los dientes? Colorea y
Dibuja y
¿Qué es el hilo dental? disponibles en
amazon.com

Me puedes encontrar en Instagram y
Facebook como Happimola.

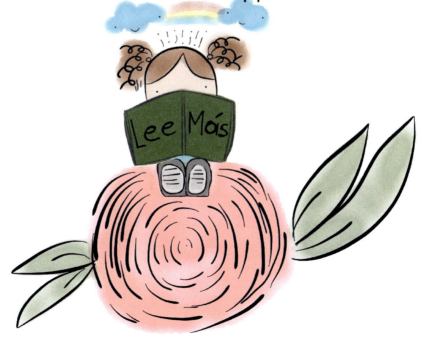

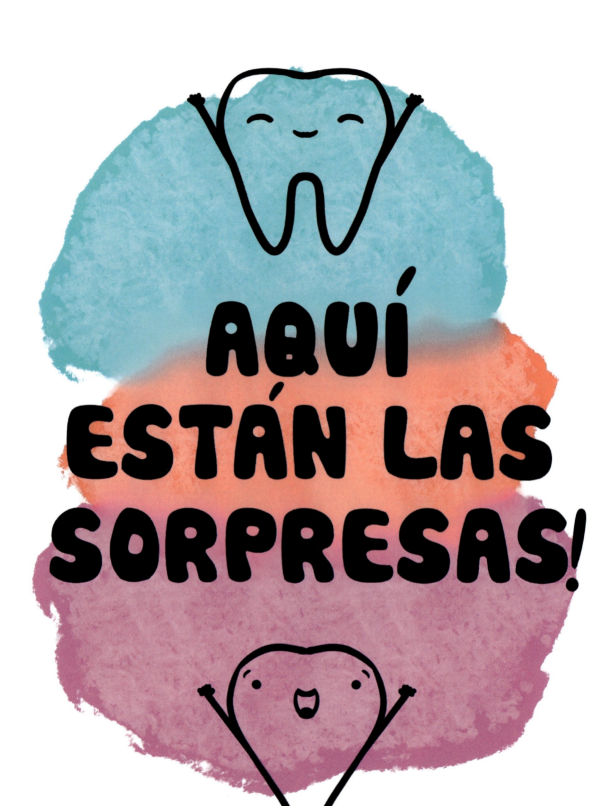

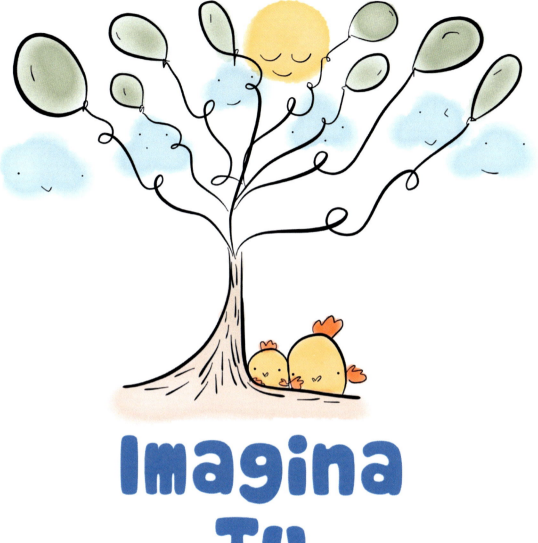

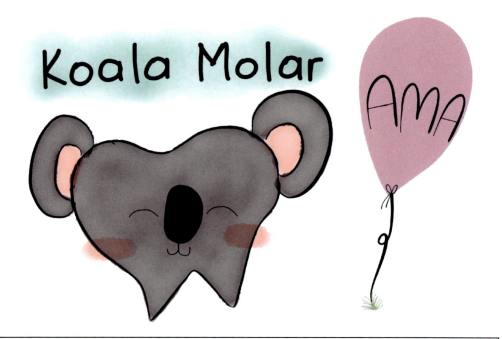

Dibuja aquí

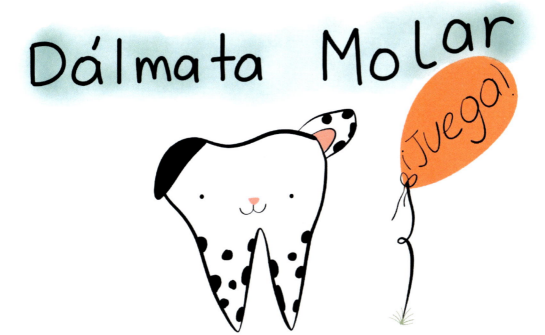

Dibuja aquí

Gato Molar

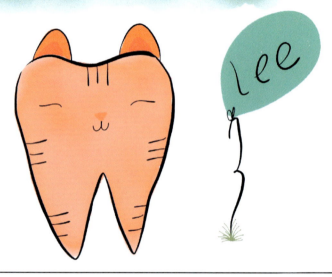

Dibuja aquí

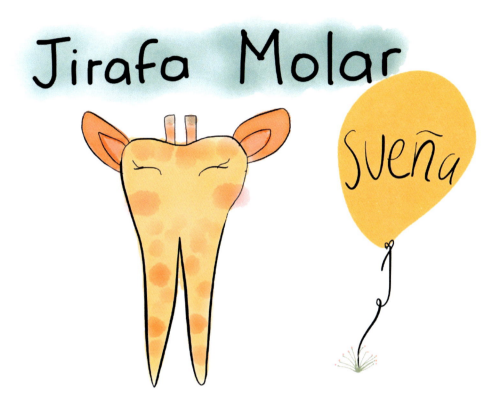

Dibuja aquí

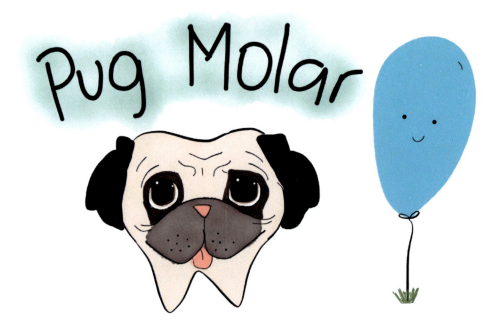

Dibuja aquí

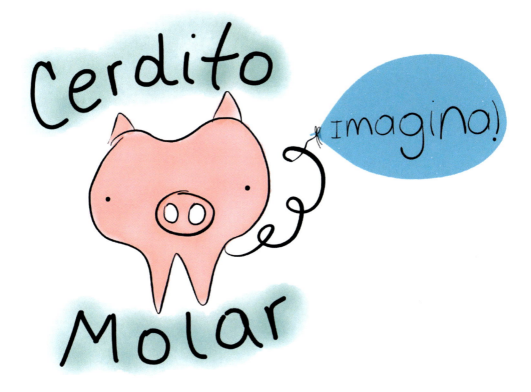

Dibuja aquí

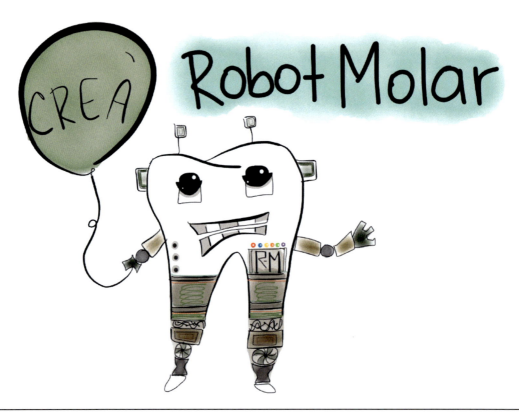

Dibuja aquí

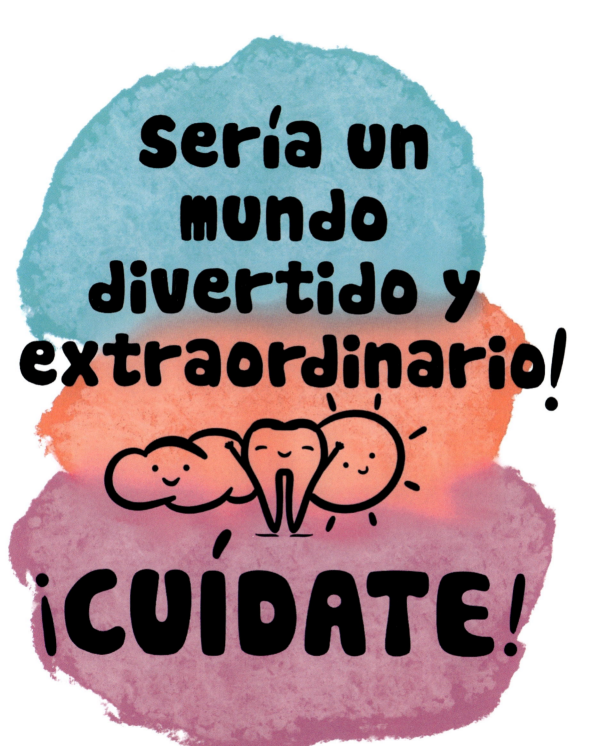

Bye Bye!

Made in the USA
Coppell, TX
02 June 2022

78368360R10024